# NOTICE

# SUR LES EAUX MINÉRALES

## SULFUREUSES, SILICATÉES, SODIQUES

DE

# CAUTERETS

## TRANSPORTÉES

—

## SOURCES DE

# LA RAILLÈRE, CÉSAR ET MAUHOURAT

—

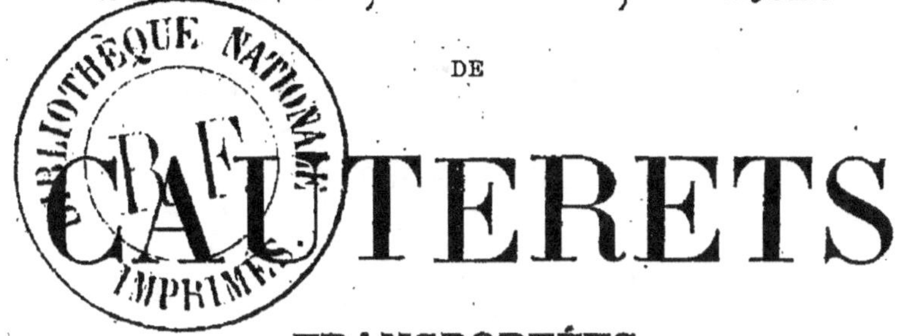

**BORDEAUX**

IMPRIMERIE DUVERDIER ET Cⁱᵉ (DURAND, DIRECTEUR)
7, rue Gouvion, 7

NOTICE

SUR LES

EAUX MINÉRALES, SULFUREUSES, SILICATÉES, SODIQUES

DE

# CAUTERETS

TRANSPORTÉES

---

## SOURCES DE

# LA RAILLÈRE, CÉSAR ET MAUHOURAT

---


Les sources sulfureuses de Cauterets ont, de tout temps, joui d'une grande réputation, elles sont les plus anciennement connues du groupe des Pyrénées. Leur nombre est de douze, fournissant un débit de un million et demi de litres par vingt-quatre heures, ayant des degrés de sulfuration différents et une thermalité qui varie de 33° à 55°; elles alimentent neuf établissements dans lesquels sont réunies toutes les installations balnéaires de la science moderne.

Cette richesse en sources thermales et la merveilleuse efficacité des eaux ont placé Cauterets au premier rang des stations thermales d'Europe.

Les eaux de trois sources de Cauterets : **César, la Raillère** et **Mauhourat**, sont plus particulièrement employées en boisson. Cette notice ne s'applique qu'à celles-là, parce que seules elles sont exportées pour le traitement à domicile.

Naissant dans les terrains premiers, au sein des roches granitiques, elles sont énergiquement thermalisées et d'une grande stabilité.

L'expérience a démontré qu'elles sont les moins altérables de toutes les eaux thermales des Pyrénées ; aussi, consommées au loin, elles ont, à peu de chose près, les mêmes principes qu'à la source ; la citation qui va suivre est des plus concluantes sur leur fixité naturelle.

« Des essais comparatifs faits par M. Filhol sur les » eaux de Cauterets transportées, lui ont fourni les ré» sultats suivants :

**Eaux en bouteilles examinées cinquante jours après l'embouteillage.**

| | Sulfuration moyenne par litre. | Perte moyenne. |
|---|---|---|
| César...................... | 0g.0238 | 0g.0002 |
| La Raillère............... | 0g.0180 | 0 |
| Les Œufs[1]............... | 0g.0177 | 0g.0003 |

[1] L'eau des Œufs est de même nature que celle de Mauhourat, mais un peu plus sulfureuse.

» Ainsi, au bout de cinquante jours, la composition
» de l'eau de la Raillère était la même, et celle des
» autres eaux n'avait subi qu'un changement à peine
» appréciable.

## Eaux en bouteilles examinées après un an d'embouteillage.

|  | Sulfuration moyenne par litre. | Perte moyenne. |
|---|---|---|
| César ........................ | 0g.022 | 0g.002 |
| La Raillère .................... | 0g.016 | 0g.002 |

» M. J. Lefort, opérant à Paris tandis que M. Filhol
» opérait à Toulouse, est arrivé à des résultats identi-
» ques : car, d'après les analyses, la moyenne de la sul-
» furation de l'eau transportée était :

|  |  |
|---|---|
| Pour César .................................. | 0g.022 milligram. |
| Pour la Raillère .............................. | 0g.016.5    — |

» L'eau de ces deux sources avait donc perdu seule-
» ment deux milligrammes par litre de son principe. »
(Dr Gigot-Suard, *Les Eaux sulfureuses thermales de Cauterets transportées.*)

Voici l'analyse chimique des trois sources : de
**la Raillère, César, Mauhourat,** faite par
MM. Filhol, professeur de chimie à la Faculté des Scien-
ces de Toulouse, et O. Réveil, professeur agrégé à la
Faculté de Médecine et à l'École de Pharmacie de Paris.

## SOURCE DE LA RAILLÈRE

TEMPÉRATURE 40°. — EAU, 1 KILOGRAMME.

| | |
|---|---|
| Sulfure de sodium | 0,0177 |
| Sulfure de fer | traces |
| Chlorure de sodium | 0,0598 |
| Chlorure de potassium | traces |
| Carbonate de soude | traces |
| Sulfate de soude | 0,0467 |
| Silicate de soude | 0,0081 |
| Silicate de chaux | 0,0324 |
| Silicate de magnésie | traces |
| Borate de soude | traces |
| Iodure de sodium | traces |
| Fluorure de calcium | traces |
| Silice | 0,0195 |
| Matière organique | 0,0350 |
| Phosphate de chaux | traces |
| Phosphate de magnésie | traces |
| TOTAL | 0,2192 |

Gaz azote...... 22cc.,50
Gaz oxygène... traces.

## SOURCE DE CÉSAR

TEMPÉRATURE 48° 40. — EAU, 1 KILOGRAMME.

| | |
|---|---|
| Sulfure de sodium | 0,0239 |
| Sulfure de fer | 0,0004 |
| Chlorure de sodium | 0,0718 |
| Chlorure de potassium | traces |
| Carbonate de soude | traces |
| Sulfate de soude | 0,0080 |
| Silicate de soude | 0,0656 |
| Silicate de chaux | 0,0451 |
| Silicate de magnésie | 9,0007 |
| Borate de soude | traces |
| Phosphate de chaux | traces |
| Phosphate de magnésie | traces |
| Iodure de sodium | traces |
| Fluorure de calcium | traces |
| Matière organique | 0,0450 |
| TOTAL | 0,2605 |

Gaz azote...... 22cc.,33
Gaz oxygène... traces.

## SOURCE DE MAUHOURAT

TEMPÉRATURE 50°. — EAU, 1 KILOGRAMME.

| | |
|---|---|
| Sulfure de sodium | 0,0135 |
| Sulfure de fer | 0,0004 |
| Chlorure de sodium | 0,0800 |
| Chlorure de potassium | traces |
| Carbonate de soude | traces |
| Sulfate de soude | 0,0075 |
| Silicate de soude | 0,0625 |
| Silicate de chaux | 0,0450 |
| Silicate de magnésie | 0,0007 |
| Bortae de soude | traces |
| Iodure de sodium | traces |
| Fluorure de calcium | traces |
| Phosphate de chaux | traces |
| Phosphate de magnésie | traces |
| Matière organique | 0.0460 |
| TOTAL | 0,2556 |

Gaz azote...... 23$^{cc}$.,90
Gaz oxygène... traces.

Comme on vient de le voir, ces sources présentent peu de différence au point de vue chimique ; l'expérience a pleinement démontré, néanmoins, qu'elles conviennent à des cas très-variés et que chacune d'elles impressionne à sa manière les organes malades. Les limites restreintes de cette notice ne permettent pas de rechercher les causes qui produisent cette spécialité d'action, nous nous bornons à la constater.

Les eaux des trois sources qui nous occupent ont cela de commun, qu'elles sont toniques et reconstituantes. Elles produisent ce que l'on a appelé avec raison le remontement général de l'organisme.

# PROPRIÉTÉS THÉRAPEUTIQUES

## DE CHAQUE SOURCE.

---

## EAU DE LA RAILLÈRE

TEMPÉRATURE A LA SOURCE, 40º.

« La plus remarquable des sources de Cauterets, dit
» M. Filhol, est celle de la Raillère. L'eau de cette source
» jouit, depuis un temps immémorial, d'une grande ré-
» putation pour le traitement de certaines affections des
» voies respiratoires (catarrhes chroniques, affection du
» larynx, phthisie au premier degré); la source vieille
» de Bonnes peut seule lui être comparée sous ce rap-
» port, mais l'expérience montre que les eaux de
» Bonnes sont plus excitantes que celles de la Raillère.
» A quoi faut-il attribuer cette différence? Est-ce à la
» proportion un peu plus forte de sulfure de sodium que
» contiennent les premières? C'est possible, mais j'ai de
» fortes raisons de croire que c'est peu probable. Tous
» les faits que j'ai observés m'autorisent à déclarer que
» le degré d'excitation que produisent les eaux sulfu-
» reuses n'est pas toujours en rapport avec leur richesse
» en sulfure alcalin. L'action de ce sulfure me paraît
» être singulièrement modifiée par les autres éléments
» qui lui sont associés; *les eaux de la Raillère étant plus*

» *alcalines et plus riches en matière organique que celles*
» *de Bonnes,* on conçoit que leur action sur l'économie
» puisse n'être pas la même. » (Filhol, *Eaux minérales
des Pyrénées.*)

Le savant chimiste de Toulouse, dont le nom fait
autorité en hydrologie médicale, reconnaît aux eaux
de la Raillère une plus grande richesse en matière
organique qu'aux Eaux-Bonnes ; la matière organique
est très-importante dans les eaux minérales ; voici, en
effet, ce que MM. Trousseau et Pidoux, dans leur *Traité
de thérapeutique et de matière médicale,* disent de cet
élément à propos des Eaux-Bonnes :

« Les matières organiques abondantes qu'elles ren-
» ferment et qui en font des eaux *vivantes,* contiennent
» aussi du fer et du phosphate, agents régénérateurs du
» sang et du système nerveux, sans lesquels on ne con-
» çoit pas l'existence de ces deux appareils fondamen-
» taux de l'organisme. » (*Traité de thérapeutique et de
matière médicale,* par M. Trousseau, professeur à la Faculté de Médecine de Paris, etc., et M. Pidoux, médecin
inspecteur aux Eaux-Bonnes, etc.)

Les maladies traitées avec succès par l'eau de la
Raillère transportée sont celles des voies respiratoires :

Les **laryngites,** les **pharyngites,** les **amygda-
lites,** les **rhumes persistants,** les **bronchites
chroniques,** simples ou glanduleuses, la **conges-
tion pulmonaire,** la **phthisie** au premier et au
deuxième degré, le **catarrhe,** etc.

L'eau de cette source convient surtout, lorsqu'il y a à

combattre chez le malade la **chlorose**, l'**anémie**, la **cachexie** ou le **lymphatisme** dans ses divers degrés. Son action tonique et reconstituante est d'un puissant effet pour modifier ces états pathologiques.

# EAU DE CÉSAR

TEMPÉRATURE A LA SOURCE, 48º.

La source de César, très-ancienne, a largement contribué à la réputation de Cauterets, elle est plus sulfureuse de quelques degrés que celle de la Raillère et contient une plus forte dose de silicate de soude. En raison de sa grande fixité elle est préférée pour le traitement des maladies du larynx par la pulvérisation, traitement qui est très-usité dans la station, où il produit des effets remarquables. La pulvérisation se pratique aussi à domicile au moyen d'appareils pulvérisateurs portatifs, et prend chaque jour plus d'extension.

Des expériences ont été faites par une Commission de la Société d'hydrologie médicale de Paris, sur les eaux minérales pulvérisées [1], elles ont démontré que tandis que la perte des principes sulfureux est de 66 p. 100 avec l'eau d'Enghien et de plus de 33 p. 100 avec celle des Eaux-Bonnes, elle n'est pour la source de César que de 7 1/2 p. 100.

[1] Cette commission était composée de MM. Bourdon, Lecomte, Mailhe, Sée et Reveil.

L'avantage de cette stabilité n'a pas besoin de commentaires; elle démontre suffisamment les précieuses qualités de l'eau pour son emploi loin de la source.

L'eau de César est très-efficace dans le traitement des maladies chroniques des organes respiratoires, notamment dans la **bronchite**, la **laryngite**, l'**asthme**, l'**emphysème pulmonaire**, le **catarrhe à sécrétion abondante**, les **angines de nature dartreuse**, la **pharyngite granulée**; elle est aussi employée avec succès dans les **engorgements glandulaires** et **viscéraux**.

Elle convient plus particulièrement aux personnes à tempérament sanguin ou lorsque la maladie est liée à des **états herpétiques, arthritiques, emphysémateux** ou **rhumatismaux**.

# EAU DE MAUHOURAT

TEMPÉRATURE A LA SOURCE, 50°.

L'eau de Mauhourat a une faible sulfuration, mais elle est très-riche en silicates alcalins, principalement en silicate de soude, c'est sans doute cette circonstance qui la rend si précieuse dans le traitement des affections gastriques. Elle est très-légère à l'estomac.

Elle produit des effets très-prompts dans les **gastralgies** et les **dyspepsies**, en rétablissant la fonction digestive qu'elle stimule et régularise.

Elle a surtout son application lorsque ces maladies

existent chez des personnes **chlorotiques** ou **anémiques** ou chez des malades atteints d'**affections de la peau** ou des **muqueuses** dans leurs diverses manifestations.

Elle est aussi très-favorable dans la **phthisie** lorsque les eaux de la Raillère sont considérées comme trop excitantes pour l'état du malade.

Presque tous ceux qui viennent faire un traitement à Cauterets usent de l'eau de Mauhourat concurremment avec celle d'une autre source. Il est très-rare qu'elle ne soit pas bien supportée.

## MODES D'EMPLOI.

L'eau de Cauterets est fournie dans des bouteilles de litres, trois quarts de litres, demi-litres et quarts de litres. Chaque bouteille est capsulée et revêtue d'une étiquette indiquant le nom de la source et portant à l'encre bleue le timbre de la Société des Eaux de Cauterets.

Elle est prise le matin à jeun à la dose de un ou deux verres, soit pure, soit mêlée avec un quart de lait bouillant ou d'une infusion pectorale (violettes, mauves, etc.), il est généralement préférable de la prendre pure et chaude. On pourra se gargariser après avoir bu, suivant les prescriptions du médecin.

Pour donner à l'eau la chaleur convenable, il faut, après avoir enlevé la capsule, chauffer la bouteille au bain-marie, de la manière suivante : on place la bouteille dans un vase d'eau ordinaire tiède et on chauffe le vase jusqu'à ce que le vide qui est dans la bouteille ait disparu, on est sûr alors d'avoir, à peu près, la température de la source. Pour bien comprendre qu'il doit en être ainsi, il suffit de connaître ce qui se passe dans l'opération de l'embouteillage : la bouteille est complétement remplie et bouchée immédiatement, de telle sorte que l'eau touche le bouchon; comme elle est à la température de la source, en se refroidissant, elle diminue de volume et laisse au-dessous du bouchon un petit vide privé d'air; il est naturel que la bouteille étant chauffée de manière à regarnir ce vide, l'eau doit reprendre, à peu près, la température de la source.

Pour prendre des douches pharyngiennes pulvérisées, il sera préférable d'employer de l'eau de César, qui devra être chauffée avec soin. Il existe quantité d'appareils portatifs dont on se sert pour prendre ces douches pharyngiennes; tels sont ceux de MM. Mathieu, Luer, Sales-Girons, Galant, etc.

L'eau de Mauhourat peut aussi être bue froide aux repas, coupée avec du vin, qu'elle ne trouble pas. Ce mode d'emploi est très-usité dans la station, d'après les indications des médecins.



Bordeaux. — Imp. Duverdier et Cie (DURAND, directr), rue Gouvion, 7.

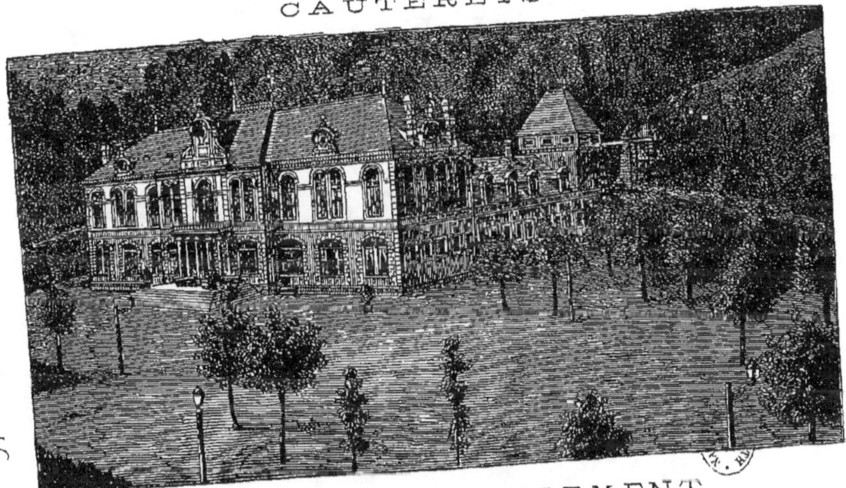
CAUTERETS
GRAND ÉTABLISSEMENT

www.ingramcontent.com/pod-product-compliance
Lightning Source LLC
LaVergne TN
LVHW010303060726
842527LV00007B/2844